AF385094

DE L'ASTHME ESSENTIEL

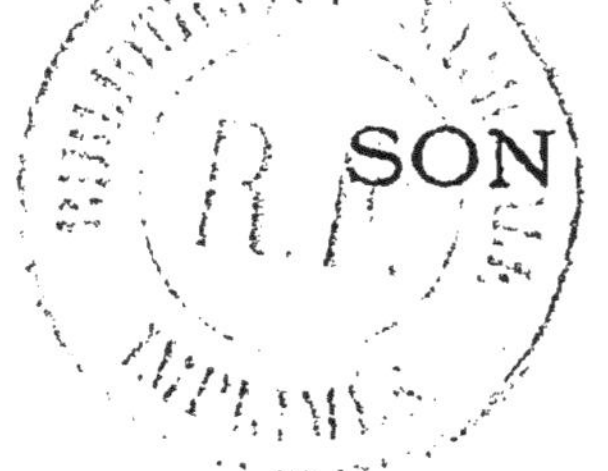

SON TRAITEMENT

PAR

Le Dr J. THOMAS

DOCTEUR EN MÉDECINE

DOCTEUR ÈS-SCIENCES

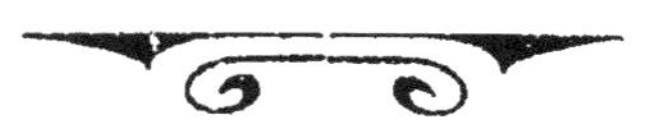

LILLE

IMPRIMERIE LE BIGOT FRÈRES

25, Rue Nicolas-Leblanc, 25

—

1901

DE L'ASTHME ESSENTIEL

SON TRAITEMENT

PAR

Le Dr J. THOMAS

DOCTEUR EN MÉDECINE

DOCTEUR ÈS-SCIENCES

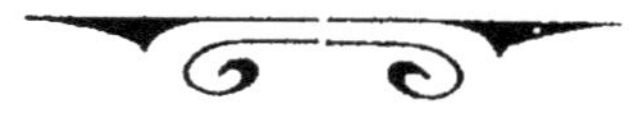

LILLE

Imprimerie LE BIGOT FRÈRES

rue Nicolas-Leblanc, 25

—

1901

DE L'ASTHME ESSENTIEL

DÉFINITION

L'asthme est une dyspnée paroxystique et c'est le paroxysme seul qui constitue en réalité l'asthme. Parfois, cette dyspnée paroxystique laisse libres les fonctions respiratoires dans l'intervalle des accès : mais, d'autres fois, comme cela a lieu chez les vieux asthmatiques, la respiration est troublée d'une façon permanente.

Dans certains cas, cette dyspnée s'accompagne de spasme des bronches et de congestion pulmonaire. Ces deux éléments se rencontrent souvent, à vrai dire : mais ils ne font pas partie intégrante, essentielle, de l'affection, et ne doivent pas par conséquent entrer en ligne de compte dans la définition même de l'asthme.

En définissant l'asthme « une dyspnée paroxystique » nous laissons donc complètement de côté, toutes les autres dyspnées, de quelque nature qu'elles soient, comme, par exemple, celles de l'emphysème ou de la bronchite chronique. Avoir « la respiration courte » ne veut point dire, être asthmatique. Comme le fait justement remarquer Leflaive(1), « le terme asthme, employé comme synonyme de dyspnée, dans les expressions : asthme cardiaque, asthme charbonneux, asthme toxique, doit être abandonné. L'asthme, dans son sens actuel, correspond à peu près à ce que l'on appelait autrefois asthme périodique, asthme nerveux ».

PATHOGÉNIE

D'après Galien, l'accès d'asthme est dû à la présence dans les bronches d'une sécrétion épaisse et visqueuse. Cette théorie a été reprise par Beau. « La dyspnée des asthmatiques, dit cet auteur, tient, comme l'auscultation l'indique, à des obstacles que l'air rencontre en traversant les voies bronchiques et qui sont constitués par un mucus tenace, non fluide, obstruant leur continuité. La cause nécessaire à l'asthme est donc un catarrhe bronchique à râles vibrants : quant à la cause de ce catarrhe, il dépend primitivement et dans la grande majorité des cas, d'un refroidissement : mais sa production est singu-

(1) In Manuel de médecine Debove-Achard. Art. Asthme.

lièrement favorisée par une disposition héréditaire ou une idiosyncrasie particulière du sujet. Par suite de ces différentes circonstances productives, la membrane muqueuse des bronches se trouve pathologiquement transformée en un organe de sécrétion, et la sécrétion du mucus obstruant s'opère ensuite sous l'influence des causes les plus diverses (1). »

Parrot a voulu également faire jouer à l'hypersécrétion bronchique un rôle principal dans la production des accès d'asthme. Il a même fait rentrer cette hypersécrétion dans la définition de l'asthme, tout en admettant cependant que cette sécrétion se produit sous l'influence d'une perturbation nerveuse.

Dans ces derniers temps, Weber et Stark (2) ont émis une théorie à peu près semblable. Pour eux, « l'accès d'asthme est le résultat d'une influence bulbaire produisant d'abord une congestion dans le système vaso-sécrétoire de l'appareil broncho-pulmonaire. »

Or, il faut remarquer que dans l'accès d'asthme, l'élément nerveux est constant, l'élément catarrhal est éminemment variable et il est même très rare de voir ce dernier élément accompagner les premiers accès d'asthme. Souvent, cette phase d'hypersécrétion bronchique s'ajoute plus tard à la phase spas-

______

(1) Beau. Traité clinique d'auscultation.

(2) Stark a même constaté au laryngoscope la turgescence de la muqueuse trachéale.

modique, mais elle n'est nullement indispensable
pour qu'il y ait accès d'asthme. Ce qui reste au fond
caractéristique, c'est la dyspnée paroxystique.

L'asthme essentiel est dû à un spasme, à une
sorte de tétanisation des muscles bronchiques. Cette
contraction spasmodique des bronches produit mécaniquement un obstacle à la circulation de l'air, d'où
dyspnée. Tel est le phénomène primordial. C'est la
contraction des muscles de Reissessen qui constitue,
en quelque sorte, le premier stade de l'accès d'asthme
Jaccoud attribue aux muscles bronchiques les sibi-
lances et la difficulté expiratoire que l'on observe
dans la première phase de l'accès. Sans aucun doute,
les muscles respirateurs interviennent ultérieurement ; le diaphragme entre en jeu et s'abaisse, par
suite de la plénitude exagérée du poumon : les
intercostaux, les scalènes, le trapèze, etc., participent
également à ce spasme. Certains auteurs (Baglivi,
G. Sée) ont soutenu que la contraction des muscles
bronchiques n'entrent pour rien dans la dyspnée
asthmatique, et que le diaphragme est l'agent le
plus actif de la tétanisation inspiratoire : par suite,
le poumon se trouve dans un état de dilatation constante et l'air ne se renouvelle que difficilement dans
les vésicules pulmonaires (1).

Il est certain que, dans les accès très violents, les

____

(1) Edinger a montré, par des expériences très intéressantes,
que le poumon ne pouvait plus se distendre, après la section de
phréniques.

muscles bronchiques et tous les muscles respirateurs participent au spasme. Mais si l'on veut se
rendre compte de la marche progressivement envahis-
sante de l'élément spasmodique, on doit s'adresser
non pas à un cas complexe, mais bien au contraire à
un cas simple, à un accès d'asthme de moyenne
intensité. Dans ce dernier cas, les muscles de Reissessen seuls sont pris et c'est à peine si le diaphragme
l'est. Dans un accès violent, les muscles bronchiques
et consécutivement les muscles inspirateurs d'abord,
les muscles expirateurs ensuite, entrent en jeu.

Les muscles expirateurs intervenant à leur tour,
il ne faut donc pas dire, si l'on n'admet pas la contraction spasmodique des muscles de Reissessen, que
le diaphragme est l'agent le plus actif de cette tétanisation *inspiratoire* qui caractérise l'accès d'asthme.
Pourquoi, dès lors, faire entrer en ligne de compte
les muscles inspirateurs plutôt que les muscles
expirateurs, puisqu'ils interviennent tous deux ?
Le spasme des muscles bronchiques est l'élément
essentiel de l'accès d'asthme : consécutivement à ce
spasme, se produit le spasme des muscles inspirateurs, puis celui des muscles expirateurs (1).

Aufrecht (2), qui a étudié récemment, au moyen

(1) Lazarus (Soc. de Méd. int. de Berlin, 1891) a montré par
des expériences sur des animaux curarisés, que l'excitation du
bout périphérique des nerfs pneumogastriques amène un resserrement spasmodique des bronchioles.

(2) Aufrecht (Deustches Archiv für Klinische Medicin. Bd. 67).

des colorants, les muscles bronchiques, admet que la théorie de la contraction directe ou réflexe des muscles bronchiques pour expliquer l'accès d'asthme est indiscutable et qu'il faut rejeter la théorie de Biermer, qui se base sur une contraction spasmodique du diaphragme. « L'hyperémie catarrhale et le spasme, dit-il, peuvent être des effets simultanés d'une même cause provocatrice de réflexes. A cause de la prédominance des muscles circulaires, ces spasmes amènent la diminution du calibre des bronches. Dans les cas de catarrhe persistant, il y a du gonflement qui frappe de préférence les fibres longitudinales plus faibles. »

De même que, dans la définition de l'asthme, nous avons banni l'élément catarrhal parce que, bien que venant fréquemment se joindre à l'élément spasmodique, il fait aussi souvent défaut et ne constitue donc pas une des conditions *sine quâ non* de l'accès, de même, au point de vue de la physiologie pathologique, nous dirons que la vraie cause de la dyspnée asthmatique est le spasme des muscles de Reissessen. Le spasme des muscles extrinsèques s'y associe dans les formes d'extrême intensité, mais comme ce spasme fait défaut dans les crises de moyenne intensité, nous ne devons pas le placer sur la même ligne, au point de vue causal, que le spasme bronchique, qui, lui, ne manque jamais (1).

---

(1) D'après Dieulafoy, le nombre et l'espèce des muscles envahis sont surtout en rapport avec l'intensité des accès. « Dans

« Ce spasme bronchique, dit Potain (1), a pu être reproduit expérimentalement par les physiologistes : il reste donc l'élément essentiel de l'accès d'asthme et l'on comprend facilement aussi que ce spasme, dans la plupart des cas, amène des troubles circulatoires, une fluxion de la muqueuse avec hypersécrétion, cette fluxion et cette hypersécrétion étant des phénomènes secondaires ».

ÉTIOLOGIE

L'asthme est une des nombreuses manifestations de la diathèse arthritique, ayant amené une exagération de la sensibilité réflexe. « L'asthme vrai fait partie de la grande famille des maladies arthritiques et goutteuses attribuées par Bouchard au ralentissement de la nutrition. Il appartient surtout à cette

les accès violents, dit-il, tout est pris, muscles intrinsèques et extrinsèques ; dans les accès légers, le spasme pourrait bien se limiter aux muscles des bronches ou n'empiéter que sur le diaphragme. Dans tous les cas, la sphère de l'excitation nerveuse ne s'est pas localisée aux muscles de l'inspiration : elle atteint aussi les muscles de l'expiration et le spasme rythmé des muscles *expirateurs* explique la longueur et l'intensité de chaque expiration qui, malgré son énergie, n'arrive que difficilement à vaincre une partie de la résistance des muscles inspirateurs. Aussi le renouvellement de l'air dans les poumons est-il fort incomplet et la dyspnée en est la conséquence ».

(1) Potain. Cliniques de la Charité.

catégorie d'individus qu'on nommait autrefois des dartreux et qu'on qualifie aujourd'hui de neuro-arthritiques, leur stigmate spécial étant de présenter, en même temps qu'une insuffisance plus ou moins marquée des processus de désassimilation, une irritabilité particulière du système nerveux, avec réflectivité exagérée ». (1)

Trousseau avait déjà dit « Dartre, rhumatisme, goutte, hémorrhoïdes, gravelle, migraine, sont des affections que l'asthme peut remplacer et qui, réciproquement, peuvent remplacer l'asthme ».

La diathèse neuro-arthritique, telle est donc la réelle cause déterminante de l'asthme vrai. Les causes occasionnelles sont, comme on le verra, des plus nombreuses et des plus variées, mais, quelles qu'elles soient, elles ne seront jamais susceptibles de faire naître un accès d'asthme que seulement chez un individu de souche arthritique. « Les malades ont du spasme bronchique, comme d'autres, dans des circonstances à peu près analogues, ont du spasme des capillaires pulmonaires pouvant amener une dyspnée spéciale avec, ultérieurement, dilatation des cavités droites du cœur. » (2)

On observera donc l'asthme surtout chez les individus arthritiques, herpétiques, nerveux. Il est beaucoup plus fréquent chez l'homme que chez la

(1) Barth. Thérapeutique des organes respiratoires.
(2) Potain. Loc. cital.

femme. Trousseau, Moncorvo, Politzer, Blache, l'ont observé chez de tout jeunes enfants : il affecte, dans ce cas, la forme de bronchite capillaire, avec les phénomènes fébriles en moins. Il est rare qu'on l'observe pour la première fois dans la vieillesse.

Alternance de l'asthme avec l'eczéma. — L'alternance du spasme bronchique avec les manifestations cutanées ou autres a été signalée depuis longtemps(1).

Bouillaud et G. Sée ont rapporté des exemples d'asthme dartreux. « Un homme, dit Bouillaud, était depuis longtemps atteint d'une dartre qui se flétrit et disparut sans cause connue ; en même temps, il fut pris d'une dyspnée qui, bientôt, devint extrême : c'était la première fois qu'il éprouvait cet accident. L'examen le plus attentif ne put faire découvrir, dans aucun organe, de cause appréciable. Après l'application de sangsues sur la poitrine et d'un vésicatoire sur la surface dartreuse, la respiration devint libre. »

Guéneau de Mussy a observé un peintre en bâtiment, chez lequel un accès d'asthme succéda à la disparition d'un eczéma aux oreilles.

Moutard-Martin a signalé deux cas d'asthme survenus à la suite d'un eczéma chronique.

(1) Aussi, lorsque l'asthme semble alterner avec certaines manifestations de la diathèse arthritique, telles que l'eczéma, les hémorrhoïdes, etc.., quelques auteurs conseillent-ils de les respecter et même, au besoin, de chercher à les faire réapparaître.

On a prétendu que l'affection interne préexistait et que l'éruption externe n'en était que la manifestation ; mais il faudrait admettre, comme le font les partisans de cette théorie, l'existence simultanée de plusieurs diathèses, les unes l'emportant sur les autres, selon le cas ou les dispositions.

Il est beaucoup plus rationnel, d'après Brigault, de supposer que l'affection tégumentaire externe tient la première place et que l'asthme en découle.

Alternance de l'asthme et de l'urticaire. — L'asthme peut encore alterner avec l'urticaire, ainsi qu'en témoigne l'observation suivante due à Maurice Raynaud.

« J'avais, dit l'auteur, à ouvrir un ganglion sous-maxillaire suppuré chez un garçon de seize ans ; dans le but d'éviter une cicatrice résultant d'un coup de bistouri, je fis une ponction aspiratrice avec une seringue de Pravaz. Cette petite opération se passa très simplement : moins d'une heure après, on accourait m'appeler en toute hâte pour des accidents effrayants qui venaient d'éclater après mon départ. Je trouvai ce jeune homme en proie à une dyspnée excessive, dans un état d'anxiété inexprimable, le facies profondément altéré, les yeux excavés, le corps d'une pâleur syncopale : la poitrine était pleine de râles sonores.

J'avais évidemment affaire à un accès d'asthme d'une intensité peu commune. J'ajoute, ce qui est fort important à signaler, que, déjà précédemment, j'avais traité ce malade pour des accès d'asthme bien caractérisés qui avaient cédé à l'emploi prolongé des bains d'air comprimé. Depuis plus de deux ans il en était complètement débarrassé. J'administrai un vomitif dont l'effet fut excellent : à la suite des efforts de vomissement, la dyspnée se calma très rapidement ; mais en même temps le corps se couvrit d'une éruption d'urticaire extrêmement confluente. Le lendemain tout était terminé, et depuis lors, la santé n'a cessé d'être parfaite. »

De cette observation, l'auteur conclut :

1) « Que l'accès d'asthme dont il a été témoin n'est autre chose que de l'urticaire des bronches. La métastase cutanée, ajoute-t-il, a été dans ce cas aussi évidente que possible. Me portant par la pensée aux accès d'asthme antérieurs, dont la similitude avec celui-ci était frappante, je ne puis m'empêcher de penser que les accès étaient eux-mêmes l'expression d'une *urticaire de la muqueuse bronchique*, avec cette seule différence que, jusque-là, l'éruption était restée limitée aux téguments internes et que, ce jour là seulement, elle s'est montrée à l'extérieur. Ce cas, joint à d'autres que j'ai pu observer, vient à l'appui d'une opinion que je professe depuis longtemps, à savoir que l'asthme dit essentiel n'est, dans certains cas au moins, qu'une urticaire bronchique ».

2) Le traumatisme insignifiant, résultant de la ponction capillaire, a cependant suffi dans ce cas

pour rappeler une éruption ancienne à laquelle le sujet était manifestement prédisposé, mais qui était restée silencieuse depuis deux ans : et cette dernière fois, l'éruption s'est faite successivement en deux poussées, l'une, sur la muqueuse bronchique, l'autre, sur la peau (1).

Au point de vue thérapeutique, Brigault dit avoir remarqué que si l'on calmait l'irritation ortiée au moyen de lotions froides, on voyait immédiatement survenir un accès d'asthme : de même, la réciproque a-t-elle été offerte de la manière la plus évidente.

Aussi, certains auteurs et, en particulier, Duclos de Tours, poussent très loin leurs conclusions et donnent, pour cause unique de l'asthme, la diathèse herpétique.

Influence de la prédisposition nerveuse. — Van Helmont avait défini l'asthme « le mal caduc du poumon ». Et, de fait, on voit parfois l'asthme alterner avec l'épilepsie. On le voit également alterner avec un certain nombre d'affections névropathiques, à ce point que quelques auteurs (Normann, Brissaud), ont fait de la prédisposition nerveuse, de

(1) Le Professeur Potain raconte avoir eu lui-même un violent accès d'asthme et l'interprète de cette façon. C'était à la suite de l'ingestion de moules. « Il s'est fait, dit-il, du côté des bronches, une poussée analogue à l'urticaire que l'on voit à la peau et au gonflement des lèvres ou de la muqueuse de la bouche, du nez et du pharynx, que l'on observe si fréquemment en pareil cas. »

l'hystérie en particulier, le seul facteur important dans l'étiologie de l'asthme.

Causes de l'accès. — Les causes susceptibles de produire l'accès sont excessivement nombreuses et variées. L'accès pourra avoir son point de départ dans un des départements innervés par le pneumogastrique.

1) **Pneumogastrique.** — α) *Branches pulmonaires.* — Tels sont les asthmes des vidangeurs, des cribleurs de blé, des cardeurs de matelas, etc.

β). *Branches stomacales et hépatiques.* — Il suffit quelquefois, pour que l'accès se réveille, d'un simple écart de régime ou de l'ingestion de certains mets (crustacés ou coquillages), ou de boissons excitantes (alcool, thé).

2) **Infections et intoxications.** — Les infections, l'infection paludique, en particulier, certaines intoxications (plomb, arsenic) provoquent des accès d'asthme (1).

3) **Impressions de membranes sensibles.** — D'autres fois, le point de départ est dans une impression spéciale portée sur une membrane sensible.

α) *Pituitaire.* — La pituitaire peut être impres-

(1) On sait que les chevaux employés dans les fabriques de céruse ont assez fréquemment des accès d'asthme.

sionnée par les odeurs les plus diverses, odeurs des foins (1), du chlore, des roses, des violettes, de la graisse qui brûle, des fourrures de certains animaux, par les poussières des appartements, des champs, par certaines substances végétales (ipéca, avoine, riz), par les vapeurs d'une allumette soufrée qu'on vient d'allumer, etc...

β) *Rétine.* — Une lumière trop vive peut provoquer l'apparition d'un accès : dans d'autres cas, au contraire, c'est l'obscurité qui le détermine (cas du financier Pereire).

γ) *Peau.* — Enfin l'impression peut porter sur la périphérie (influence du froid, de l'humidité, etc.).

4) **Lésions nasales,** etc. - - Toutes les altérations de la muqueuse nasale, depuis les plus légères et les plus fugaces telles que la congestion (Hack) jusqu'aux lésions chroniques les plus tenaces, peuvent provoquer des accès d'asthme.

Le mécanisme, par lequel se développent ces accès, a été diversement interprété.

Dans les cas de polypes volumineux, certains auteurs croient que les accès sont dus à l'insuffisance de la respiration : l'hématose est incomplète et la

____

(1) On a voulu faire une variété spéciale de l'asthme des foins. Or, les malades atteints de cette affection sont presque toujours des arthritiques : si cet asthme est spécial quant à sa cause (pollen de graminées), il est, quant à sa nature et sa pathogénie, tout à fait comparable aux autres variétés.

gêne respiratoire apparaît. Comme le fait remarquer Dusseaud, ce n'est pas, dans ce cas, un asthme véritable, mais un pseudo-asthme. Bœcker pense que le malade, obligé de respirer par la bouche, introduit dans les voies aériennes un air plus froid et renfermant des poussières nocives.

Rumbold admet que la cause directe de l'asthme est le catarrhe nasal et non point les polypes.

La théorie la plus généralement admise est celle qui explique l'asthme par action réflexe dont le point de départ est une lésion nasale. Cette théorie permet de se rendre compte d'un plus grand nombre de faits. Il ne faut pas oublier qu'il peut exister des polypes assez volumineux pour obturer les fosses nasales et il n'y a cependant pas, dans tous les cas, des accès d'asthme.

On a également signalé comme cause des accès d'asthme, l'hypertrophie des amygdales, l'adénopathie trachéo-bronchique, l'ovarite. Dernièrement, M. Lambotte (1) a rapporté l'observation d'un cas d'asthme dû à un fibrome utérin (2). Il s'agissait

(1) Société médico-chirurgicale du Brabant (29 Mai 1900).
(2) Jacobsohn cite également des cas d'asthme d'origine utérine. Ces faits démontrent bien encore une fois que l'asthme n'est pas dû à une affection primitive aiguë des bronches, mais qu'il peut avoir pour point de départ, tel ou tel organe, chez des sujets prédisposés. Katz a rapporté l'observation d'un cas d'asthme chez une femme de trente-huit ans, issue d'une famille bien portante, mariée depuis huit ans et ayant eu trois enfants. Depuis la naissance de son troisième enfant, cette femme a, au moment de chaque période menstruelle, des accès d'asthme intenses.

d'une femme d'une quarantaine d'années, très corpulente (118 kilogr.) et qui souffrait depuis une quinzaine d'années d'une dyspnée constante avec crises intermittentes d'asthme très violent. La malade était, atteinte de constipation opiniâtre, les selles n'avaient qu'un calibre minime et ressemblaient à des ficelles. Il existait une petite tumeur dans le cul-de-sac postérieur et on décida de faire la laparotomie pour chercher à enlever la cause du rétrécissement intestinal probable. Le petit fibrome que portait la face postérieure de l'utérus fut enlevé, ce qui leva la compression du gros intestin, et en même temps on extirpa 5 kilogr. d'épiploon, surchargé de graisse. Dès le lendemain de l'opération, la respiration était plus facile, et depuis cette époque, qui remonte actuellement à six mois, elle n'a fait que s'améliorer. La dyspnée a complètement disparu et les accès d'asthme ont fait défaut. »

(5) **Puerpéralité.** — L'asthme peut, d'après M. Audebert (1), se manifester pour la première fois, à l'occasion de la puerpéralité. Quelquefois, il se montre exclusivement pendant la gestation et même pendant plusieurs gestations successives. Il devient alors un vrai signe de grossesse. C'est ainsi que l'apparition d'un accès survenu subitement chez une femme quartipare a permis à l'auteur de reconnaître

(1) Communication au XIIIᵉ Congrès International de Médecine et de Chirurgie (Paris, 2 - 9 Août 1900.)

à la fin du troisième mois l'existence d'une grossesse jusqu'alors ignorée (la femme était nourrice et non réglée).

Si la maladie est antérieure à la grossesse, ses manifestations acquièrent alors une intensité beaucoup plus grande. Au moment de l'accouchement, les accès sont particulièrement violents et dangereux. Parfois, au contraire, ils font complètement défaut.

Le pronostic est sérieux : pour la mère qui peut succomber (1 cas de mort sur 7) ; pour le fœtus, qui souffre plus ou moins.

Les mouvements actifs sont momentanément ralentis ou même interrompus. Chez une des malades de M. Audebert, les battements du cœur fœtal ont échappé pendant un jour à l'auscultation la plus attentive. Entendus, quoique très affaiblis, le lendemain et les jours suivants, ils ont cessé complètement quelques minutes avant la naissance. L'enfant n'a pu être ranimé.

La dyspnée, même très violente, ne détermine jamais la moindre contraction utérine. Mais, au contraire, le travail aggrave notablement les accidents de suffocation.

Pour M. Audebert, la provocation de l'accouchement est indiquée, surtout dans l'intérêt de l'enfant, si les crises sont graves et répétées. On choisira, pour intervenir, une période d'accalmie. Le travail sera accéléré par la dilatation manuelle, et on extraira l'enfant le plus tôt possible par le forceps ou la version.

6) **Conditions climatériques.** — Les saisons ont une fâcheuse influence sur le développement des accès : le printemps et l'automne sont particulièrement mauvais pour les asthmatiques; les brusques variations de température, les temps froids et pluvieux, le vent, produisent souvent aussi des crises dyspnéiques. Il en est de même de la pression barométrique : d'une manière générale, une altitude un peu élevée et le séjour dans les pays montagneux sont préjudiciables. Encore ceci est-il très variable, d'après le malade observé. Les changements d'altitude ont des effets différents selon les divers individus et parfois aussi sur le même malade.

Potain dit avoir vu un habitant de Mexico, ville très élevée, qui faisait disparaître d'abord ses accès d'asthme en descendant dans la plaine : un jour, à la suite d'une bronchite aiguë, il eut un accès, dans la plaine, et, à partir de cette époque, le séjour de Mexico lui fut plus favorable. Le changement d'altitude a donc plus d'importance que le sens dans lequel il est fait.

Certains malades voient leurs crises plus fréquentes dans un air confiné qu'au grand air : chez d'autres malades, c'est l'inverse qui se produit. Les uns ont des accès dans telle ou telle localité et non dans d'autres, sans que l'on sache à quoi attribuer les accès.

7) Impressionnabilité nerveuse.—L'impressionnabilité nerveuse joue ici un très grand rôle. Il suffit à un asthmatique de se souvenir d'une crise survenue dans telle circonstance ou à un tel endroit, pour qu'une nouvelle crise réapparaisse, lorsqu'il se trouvera dans les mêmes conditions. Certains malades ne peuvent traverser une rue ou une place sans avoir un accès. Laveran et Teissier parlent d'un médecin connu autrefois à Lyon, qui était pris d'une crise violente dès qu'il couchait sur un matelas contenant de la plume. Dieulafoy cite un malade, sujet à des accès terribles tant qu'il est en Egypte, et chez lequel les accès disparaissent dès qu'il est en mer. On connaît le cas de Mackenzie donnant un accès à une personne redoutant l'odeur des roses, en lui offrant une rose artificielle, et il a suffi à un malade, ayant eu des crises d'asthme des foins, de regarder un tableau représentant un pré, pour avoir aussitôt une crise d'asthme.

L'influence psychique sur le retour des accès est donc indéniable.

DESCRIPTION

Voici la description classique, qu'a faite Trousseau, des accès d'asthme :

« Un individu, jouissant de la plénitude de la santé, se couche aussi bien portant que d'habitude et s'endort tranquillement. Une heure, deux heures après, il est brusquement réveillé par un accès d'oppression des plus pénibles. Il éprouve dans la poitrine un sentiment de compression et de resserrement, une gêne considérable. Sa respiration est difficile et accompagnée d'un sifflement laryngo-trachéal pendant l'inspiration. Cette dyspnée, cette anxiété augmentent : le patient se lève sur son séant ; appuyé sur les mains, les bras amenés en arrière, la face bouffie, quelquefois livide, rouge violacée, les yeux saillants, la peau couverte de sueur, il est bientôt obligé de se jeter hors du lit ; et, si l'appartement qu'il habite n'est pas suffisamment élevé de plafond, il court ouvrir sa fenêtre pour chercher au dehors l'air qui lui manque. Cet air libre et frais le soulage ; cependant l'accès dure une heure, deux heures, plus encore ; puis l'orage se calme.

Le lendemain, il se met à ses affaires, mène sa vie d'habitude.

Le soir, presque à la même heure, l'accès se répète, absolument semblable à celui de la veille, cédant comme lui pour revenir encore le lendemain, et revenant ainsi pendant trois, quatre, cinq, dix, vingt et même trente jours.... »

Tel est l'accès d'asthme typique : mais souvent, à la phase spasmodique, vient se surajouter une phase d'hypersécrétion bronchique. La toux survient, d'abord quinteuse au début, et sans expectoration : puis, au fur et à mesure que l'oppression disparaît et que la respiration tend à redevenir normale, l'expectoration devient plus muqueuse et la toux plus humide et plus facile.

Les symptômes généraux sont peu accusés : les veines de la face et du cou sont gonflées, indice d'une gêne respiratoire : le pouls est petit. Les premières urines rendues après l'accès sont claires et abondantes (urines nerveuses). La température est normale. Pendant l'accès, tous les diamètres du thorax se trouvent considérablement augmentés, par suite du diaphragme et du relèvement des côtes : il s'ensuit qu'à la percussion, on trouve une sonorité exagérée.

A l'auscultation, il y a diminution du murmure vésiculaire, et, dans certains cas, disparition complète de ce murmure. Au début, on entend aussi, en des points limités, des râles secs, sibilants, surtout accusés pendant l'inspiration: plus tard, au moment de la toux d'abord, et de l'expectoration ensuite, ces râles secs sont remplacés par de gros râles humides et de dimensions variées.

Au début, l'expectoration est constituée par de petits crachats très visqueux, très consistants (crachats perlés de Laënnec). Ces crachats qui ont la forme de petits cylindres opaques, ont été comparés par certains auteurs à du vermicelle cuit. Peu à peu, leur volume devient considérable, leur viscosité diminue et ils finissent par présenter tous les caractères d'un liquide inflammatoire.

Les crachats perlés présentent au microscope trois sortes d'éléments figurés :

(α) *Filaments en spirale.* (Curschmann, Ungar). — Ce sont des pelotons de petits filaments très ténus, enroulés en spirale qui, en obstruant la lumière bronchique, s'opposeraient mécaniquement à l'expiration : par suite l'air, ne pouvant plus s'échapper au dehors, amènerait la distension du poumon et l'abaissement du diaphragme. Cette théorie est très séduisante, car ces filaments, très probablement de nature fibrineuse, sont enroulés autour d'une strie luisante, qui ne serait autre qu'un canal central. Mais d'autres auteurs et, en particulier, Jacksch et Vierordt, ont retrouvé ces mêmes filaments dans d'autres maladies des poumons n'ayant aucun rapport avec l'asthme (1).

(β) *Cristaux octaédriques* (Charcot, Neumann). — Ces cristaux, de coloration bleuâtre, sont combinés avec une base organique. D'après Leyden, la cause du spasme bronchique dans l'asthme serait précisé-

---

(1) Fränkel (Soc. de méd., int. de Berlin, 19 mars 1900), a fait des recherches sur ces filaments en spirale : les résultats obtenus concordent avec les conclusions des auteurs anglais et italiens qui ont étudié l'origine de ces filaments et qui ont admis qu'ils sont de nature épithéliale. Les préparations microscopiques montrent ces cellules épithéliales étirées en forme de fils : ce sont des filaments qui, en s'entrelaçant, donnent naissance aux figures en spirale. La cavité des bronchioles est, en outre, remplie de cellules éosinophiles, que l'on rencontre aussi dans le tissu sous-muqueux.

ment l'irritation directe des bronches produite par ces cristaux.

(γ) *Cellules éosinophiles.* — Ces cellules diffèrent des autres leucocytes par leur propriété spéciale de fixer l'éosine. Elles se trouvent en grande quantité dans les crachats des asthmatiques. Leyden a retrouvé ces cellules éosinophiles dans les sécrétions des polypes nasaux ayant déterminé des crises dyspnéiques. Mais Mayet et Baissas les ont décrites à leur tour dans un certain nombre d'autres maladies (leucocythémie), de sorte qu'on ne peut les considérer comme caractéristiques des accès d'asthme.

Fränkel (1) a eu l'occasion rare de faire l'autopsie d'un sujet ayant succombé en plein accès asthmatique. On ne connaissait jusqu'alors que trois faits analogues (von Leyden, Bernhardt, A. Schmidt), et dans ces trois cas, on avait trouvé un exsudat fibrineux dans les bronches. Cette quatrième observation de Fränkel concerne un homme âgé de 63 ans, qui mourut subitement au cours d'un accès d'asthme bronchique survenu pendant la nuit. A l'autopsie, les bronches moyennes et fines étaient dilatées et contenaient des bouchons d'épithélium cylindrique. Il s'agissait donc dans l'espèce, d'un catarrhe bronchique desquamatif.

M. Fränkel ne croit pas qu'il y ait lieu d'admettre pour l'asthme bronchique un substratum anatomo-

(1) Soc. de Méd. int. (Berlin, 16 mai 1898).

pathologique unique. Il estime que cette affection peut s'accompagner de phénomènes variés du côté de la muqueuse broncho-pulmonaire : tantôt il y a exsudation d'une masse visqueuse et vitreuse avec formation de spirales de Curschmann, avec ou sans coagula fibrineux, tantôt le malade rejette en abon-dance des crachats spumeux, liquides, pauvres en albumine, comme cela arrive principalement dans la forme chronique de l'asthme. On ne doit donc pas, pour l'auteur, accorder trop d'importance à l'examen des crachats pour le diagnostic de l'asthme bron-chique. Les signes caractéristiques de la maladie, en effet, ne sont pas fournis par les lésions de la mu-queuse des voies respiratoires, mais ils se tirent surtout de l'ensemble des symptômes cliniques qui ne sauraient s'expliquer que par une prédisposition particulière du système nerveux.

ANATOMIE PATHOLOGIQUE ET PRONOSTIC

On conçoit, par conséquent, qu'il n'y ait pas, à proprement parler, d'anatomie pathologique de l'asthme : si, à l'autopsie des asthmatiques, on observe des lésions pulmonaires et cardiaques, ces lésions sont, non la cause, mais la conséquence des accès, d'où il suit que le pronostic de l'asthme varie selon la période à laquelle on le considère.

L'asthme essentiel peut guérir, en effet : les premières crises d'asthme sont, en général, d'un pronostic bénin et ne laissent pas de traces après elles. Mais, au fur et à mesure que les accès deviennent plus fréquents, l'élément catarrhal vient s'ajouter à l'élément spasmodique. De plus, du côté des poumons, l'emphysème et la dilatation bronchique apparaissent ; du côté du cœur, la dilatation du cœur droit et l'insuffisance tricuspidienne, de sorte qu'au bout d'un certain temps, la maladie devient nécessairement complexe et le pronostic s'assombrit.

Indépendamment de ces complications, les accès d'asthme développent du côté des bronches une susceptibilité spéciale aux inflammations vulgaires. Ainsi que le fait justement remarquer Potain, il n'est pas douteux non plus qu'on ne puisse voir dans ces conditions se développer la tuberculose elle-même. Les faits de ce genre ne sont pas très fréquents, mais il en existe néanmoins quelques-uns.

Kingscote (1) estime que l'asthme n'est pas une maladie autonome, mais bien un symptôme comme le sont la toux ou la céphalalgie, et que, le plus souvent, il vient des terminaisons du pneumogastrique. D'un autre côté, les asthmatiques présentent ordinairement une dilatation du cœur, laquelle dilatation serait la cause de l'asthme en provoquant une

(1) Medical Society of London (28 mars 1898).

compression du pneumogastrique. Kingscote a notamment observé que, quand ces malades vont bien pour ce qui est de leur asthme, la dilatation du cœur diminue également. En second lieu, ces malades retirent toujours un réel bénéfice d'une médication dirigée contre leur cœur.

Or, il faut remarquer que, dans un grand nombre de cas, on ne trouve pas de dilatation du cœur et que, quand celle-ci existe, elle est secondaire à l'asthme qui, dans ces cas, existe depuis de longues années. En second lieu, l'asthme avec dilatation du cœur d'emblée n'est plus alors de l'asthme essentiel, mais une dyspnée d'origine cardiaque.

De plus, il est inexact de dire que les asthmatiques soient soulagés par une médication dirigée contre le cœur. Throgwood pense, à juste raison, qu'on ne doit pas confondre l'asthme accompagné de dilatation du cœur avec l'asthme spasmodique ordinaire, du moins, à ses débuts. Il cite, à l'appui, un cas du premier genre, dans lequel la médication cardiaque fut suivie de succès, tandis que dans un autre cas d'asthme spasmodique, les inhalations d'oxygène aggravèrent plutôt la situation.

DIAGNOSTIC

Le diagnostic est généralement facile. La dyspnée est paroxystique : ce caractère la distinguera de la dyspnée continue de l'emphysème pulmonaire. De plus, elle est toujours beaucoup plus intense.

Dans le croup et dans la laryngite striduleuse, le tirage est très marqué : dans la broncho-pneumonie des enfants, il y a fréquemment hyperthermie et la respiration est accélérée. L'asthme de Kopp est le spasme de la glotte et n'a rien de commun avec l'asthme essentiel.

On évitera de confondre l'asthme avec les crises de dyspnée provoquées par les tumeurs du médiastin, l'anévrysme de l'aorte, l'hypertrophie des ganglions bronchiques.

Dans l'œdème de la glotte, l'inspiration est des plus pénibles. L'air pénètre difficilement et il se produit du tirage. Dans l'asthme, c'est principalement l'expiration qui est gênée.

L'asthme vrai doit surtout être distingué de la tuberculose au début, des accès de dyspnée urémique, de l'hystérie.

(ɑ) *Tuberculose*. — La tuberculose, en diminuant l'étendue du champ respiratoire, produit une accélération des mouvements respiratoires (1) ; de plus, à

(1) Il en est de même dans la pneumonie.

côté des crises dyspnéiques, la toux est fréquente et sous forme de quintes, dyspnée et toux étant dues ici à l'irritation causée au pneumogastrique par les ganglions trachéo-bronchiques enflammés.

(β) *Urémie*. — On peut observer dans l'urémie des accès de dyspnée paroxystique, mais cette dyspnée affecte un caractère particulier (type de Cheyne-Stokes). En outre, il existe d'autres symptômes, tels que : hypertrophie du ventricule gauche, bruit de galop, élévation de la tension artérielle, présence dans l'urine, d'albumine, ou, sinon, d'une quantité élevée d'uro-hématine (Tessier, Robin).

(γ) *Hystérie*. — L'asthme hystérique existe, c'est-à-dire que des crises de dyspnée peuvent survenir chez les hystériques : mais, dans ce cas, elles s'accompagnent d'habitude de troubles gastriques et de toux. L'hypersécrétion bronchique manque. D'ailleurs, l'examen des commémoratifs permettra d'établir facilement le diagnostic.

TRAITEMENT DE L'ASTHME

TRAITEMENT PENDANT LES ACCÈS

Aération. — On commencera par ouvrir grandement les fenêtres, pour aérer la pièce. Le cou et la poitrine du malade seront dégagés de tout lien constricteur : le malade sera couvert et protégé par un rideau ou un paravent. Il sera assis dans son lit ou dans un fauteuil.

Winternitz indique un moyen qui aurait suffi dans quelques cas à enrayer les accès : il consiste à plonger, dès le début, les mains dans de l'eau très chaude. On pourra expérimenter ce procédé sans toutefois se faire trop illusion sur sa valeur

Opium (1). — Si la crise est très violente et si le

(1) Clymer recommande de faire prendre, toutes les demi-heures, cinquante gouttes de la mixture suivante, jusqu'à cessation des accès :

℞ Laudanum de Sydenham . . . . . 5 parties.
Éther sulfurique . . . . 10 grammes.

M. S. A.

sujet ne présente aucune lésion cardio-vasculaire, il est un médicament qui fait merveille dans ce cas, surtout lorsqu'il s'agit d'un premier accès : c'est la morphine en injections sous-cutanées. La dose à injecter varie naturellement avec le malade. D'après M. Goluboff (1), un homme vigoureux, surtout si c'est un alcoolique, supportera très bien deux et même trois centigrammes de morphine, tandis que cinq à six milligrammes suffiront à une femme de santé délicate. D'ailleurs, mieux vaut, de toutes façons, injecter la dose en deux fois : l'effet de l'injection se manifestant d'habitude un quart d'heure ou vingt minutes après, on en sera quitte pour donner la seconde moitié, si besoin en est.

En Allemagne, on fait prendre, au moment de l'accès, un des paquets suivants :

2́ Codéine pure . . . .   0 gr. 02
   Lactose. . . . .   0 gr. 50
                     Pour un paquet

Ou bien :

2́ Chlorhydrate de morphine. .   0 gr. 01
   Sucre en poudre . . . . . .   0 gr. 50
                     Pour un paquet

Dionine. — Hesse et Korte ont préconisé l'usage de la dionine ou éthylmorphine. D'après ces auteurs,

____

(1) Goluboff. — De l'asthme bronchique : son traitement. Moscou.

la dionine serait supérieure à la morphine et à la codéine, car on ne constaterait après son absorption aucun des symptômes désagréables, comme les vomissements, la constipation, l'anurie, les troubles cardiaques. Sa solubilité facile permet de l'employer en injections sous-cutanées (1).

Dans la plupart des cas, la dionine se donne aux mêmes doses que la codéine, de 0 gr. 015 à 0 gr. 03.

Héroïne. — L'héroïne, ou éther diacétique de la morphine, a été heureusement employée à la dose de 0 gr. 005 à 0 gr. 01. La meilleure façon de l'administrer consiste à la donner sous forme de poudre mélangée à du sucre.

2' Héroïne	0 gr. 005
Sucre blanc en poudre . . .	0 gr. 25
Magnésie anglaise	0 gr. 10
	Pour un cachet

A cause de son insolubilité dans l'eau, Bocquillon-Limousin recommande de la faire dissoudre dans du cognac ou encore dans de l'eau additionnée d'acide acétique, ce qui permet de la prescrire par gouttes.

Péronine. — La péronine est un chlorhydrate de benzoylmorphine.

D'après Schröder, c'est un bon narcotique.

(1) Injections sous-cutanées de 0 gr. 05 à 0 gr. 08 de dionine pour un centimètre cube d'eau distillée.

ayant sa place entre la morphine et la codéine. Certains auteurs l'ont prescrite avec succès contre les accès d'asthme. On peut la donner à des doses deux à trois fois plus élevées que la morphine, de 0 gr. 02 à 0 gr. 04. La dose maxima est de 0 gr. 06 en une seule fois, et de 0 gr. 20 par 24 heures.

FORMULES :

    (1) ℞ Péronine . . . . 0 gr. 50
       Eau distillée . . . . 100 gr.
   M. S. A. — Prendre une cuillerée à café le soir.

    (2) ℞ Péronine . . . . 0 gr. 30
       Alcool . . . . 5 gr. »
       Eau distillée . . . . 50 gr. »
       Sirop simple . . . . 100 gr. »
   Prendre, trois fois par jour, une cuillerée à café.

Hydrate de chloral. — Si l'on est appelé auprès d'un malade quand l'accès touche à sa fin, quand on entend, à l'auscultation, de gros râles humides annonçant une expectoration prochaine, on se gardera de donner de l'opium. Celui-ci, en effet, en diminuant la sécrétion bronchique, empêcherait l'expectoration de se produire et risquerait de prolonger l'accès. Mieux vaut donner, dans ce cas, l'hydrate de chloral, à la dose de deux à quatre grammes, soit en potion, soit en lavement. En agissant ainsi, on évitera de plus l'accoutumance à l'opium. On fera prendre, par exemple, en une fois :

℞ Hydrate de chloral .   .   .   .   .   2 à 4 gr.
Sirop de groseille .   .   .   .   . ⎫
Eau .   .   .   . ⎭ aa 25 gr.

(BOUCHUT).

Iodure de potassium. — L'iodure de potassium a une efficacité réelle contre l'accès d'asthme, principalement au début de l'accès, alors que l'auscultation ne décèle encore que des râles sibilants. La quantité varie entre 0,60 cent. à 1 gr. 25, pris en une fois. Il existe, à cet égard, de grandes variétés individuelles. M. Goluboff (1) cite comme exemple le cas suivant : il donna une fois 0.60 centigr. d'iodure de potassium à un malade pris d'accès d'asthme : sous l'influence de l'hyperhémie bronchique provoquée par l'action de l'iodure, l'accès, au lieu de se calmer, devint plus violent. On donna à nouveau 0,60 centigr. d'iodure et la crise fut conjurée.

Le remède populaire d'Aubrée, tant vanté par Trousseau, agissait et par l'opium et par l'iodure de potassium. Voici quelle est sa formule :

℞ Racines de polygala .   .   .   .   2 gr.
Eau .   .   .   . 125 gr.

Faire bouillir les racines dans l'eau pour réduire à 60 gr., passer la décoction à travers une étamine ; ajouter :

(1) Loc. cit.

Iodure de potassium . . . . 15 gr.
Sirop d'opium . . . . . . 120 gr.
Eau-de-vie . . . . 60 gr.
Teinture de cochenille — Q. S. pour colorer.

Filtrer.

Prendre trois cuillerées à soupe : une, à jeun ; une, dans le milieu de la journée ; une, le soir, jusqu'à cessation de l'asthme.

Belladone. — On a également préconisé l'usage des préparations belladonées, prises à l'intérieur : (cinq centigrammes d'extrait dans une potion)

2' Extrait de Belladone. . . . 0 gr. 05
Sirop diacode . . . . . . 30 —
Eau de fleurs d'orangers. . . 10 —
Eau de tilleul . . . . . . 90 —

Mais ces diverses préparations n'agissent pas assez rapidement pour pouvoir être employées utilement durant l'accès : Barth (1) recommande de ne s'en servir que dans les formes traînantes, où les crises se renouvellent chaque nuit, pendant des semaines ou des mois.

Fumigations. — Les fumigations, dans bien des cas, ont suffi à elles seules à enrayer les accès d'asthme. Elles paraissent agir sur l'expectoration qu'elles favorisent. On place sur une assiette une ou

(1) Loc. cit.

deux cuillerées à café de la poudre suivante, par exemple, on en fait un petit monticule et on l'allume. Il suffit d'aspirer la fumée qui se dégage.

2° Poudre de feuilles de datura strammonium 30 gr.
Poudre de feuilles de belladone . . . . 30 gr.
Poudre de nitrate de potasse . . . . . 15 gr.
Poudre d'opium . . . . 2 gr.

Faites une poudre homogène très sèche.

Les poudres Legras, Gambier, d'Abyssinie... etc., ont des formules à peu près analogues.

On utilise, dans le même but, la poudre des feuilles de la plupart des solanées vireuses (tabac, jusquiame, etc....).

Cigarettes. — Quelques malades éprouvent un soulagement à fumer dans une pipe un mélange de feuilles de datura et de sauge, arrosées d'une solution d'azotate de potasse. Chez ceux qui n'ont pas l'habitude de fumer, un cigare de la Havane fumé dès le début de la crise amène le même résultat.

Les cigarettes Espic sont préparées de la manière suivante :

(1) On fait dissoudre, d'une part :

Extrait d'opium . . . . . . 0 gr. 08
dans :
Eau de laurier-cerise . . . . Q. S.

(2) On fait sécher et on hache, d'autre part :

Feuilles de belladone	0 gr. 36
Feuilles de jusquiame. . . .	
Feuilles de stramoine. . . .	āā 0 gr. 18
Feuille de phellandrie aquatique.	0 gr. 06

et on les humecte avec la solution (1). On fabrique ensuite des cigarettes avec cette poudre roulée dans un papier imbibé d'une macération de ces mêmes plantes dans l'eau de laurier-cerise.

Les cigarettes arsenicales sont préparées avec du papier trempé dans une solution d'un gramme d'arsénite de potasse dans quinze grammes d'eau, puis séché. On remplit ensuite la cigarette du mélange cité plus haut : on peut également les confectionner avec du tabac.

Papier nitré. — Le papier nitré est préparé avec une solution d'azotate de potasse à 10 0/0. Il est principalement employé à titre préventif. Les asthmatiques particulièrement sujets aux crises nocturnes peuvent, le soir, en se couchant, faire brûler, à proximité, un fragment de ce papier, sur une assiette. L'accès avorte fréquemment : le sommeil n'est pas interrompu et il n'existe qu'un peu d'oppression qui disparaît généralement au matin.

Pyridine. — La pyridine est une base retirée de l'huile animale de Dippel (produit de la distillation sèche des os).

C'est un liquide incolore, volatil, d'odeur très pénétrante. On verse quatre à cinq grammes de ce liquide sur une soucoupe et on laisse évaporer dans une chambre bien close, pour inhalations d'une durée de vingt à trente minutes. D'après G. Sée, les fumigations, les cigarettes, le papier nitré, n'agiraient que par la pyridine qu'elles dégagent en brûlant.

Nitrite d'amyle. — Le nitrite d'amyle est employé aussi en inhalations. Il est surtout efficace chez les asthmatiques qui présentent de l'artério-sclérose et de l'hypertension artérielle. C'est un vaso-dilatateur énergique. Selon G. Sée, ce médicament serait aussi dangereux que difficile à manier.

Nitrite de cobalt et de potasse. — Cette substance se présente sous la forme d'une poudre d'une belle couleur jaune, composée de cristaux microscopiques, très peu solubles dans l'eau froide, insolubles dans l'éther.

M. J. West-Roosevelt a publié dernièrement une note concernant l'action thérapeutique de ce sel. Il en résulte que le nitrite double de cobalt et de potasse est susceptible de rendre de bons services dans les accès de dyspnée asthmatique. Ce sel se distingue par sa solubilité et sa stabilité, proportionnellement plus difficiles que celles des autres nitrites employés dans la thérapeutique, et par conséquent, ses effets peuvent être plus aisément contrôlés.

La dose est de 0 gr. 03 toutes les 2 — 4 heures.

Inhalation d'éther, etc. — Les inhalations d'éther, de chloroforme, d'oxygène ou de térébenthine, rendent des services dans quelques cas.

Chlorhydrate de cocaïne. — Comme on l'a vu au sujet de l'étiologie, les accès d'asthme peuvent être d'origine nasale. Dans ces cas, d'ailleurs, l'attention est attirée par des phénomènes spéciaux, tels que sensation d'obstruction et de chatouillement dans le nez et le naso-pharynx, ou encore des éternuements répétés.

Dieulafoy recommande de badigeonner le nez, en remontant aussi haut que possible, avec un pinceau imbibé de la solution suivante :

     2 Chlorydrate de cocaïne   . .   1 gr.
     Eau distillée. .   . . . .   20 gr.

ou bien de pulvériser dans le nez et dans la gorge pendant quatre à cinq minutes, au moyen d'un pulvérisateur à eau chaude, une cuillerée à bouche de cette solution. L'accès avorterait fréquemment.

Injections sous-cutanées (cocaïne, pilocarpine, antipyrine, hyoscine). — En outre de cette action locale, certains auteurs (Schaffer, Mosler, etc...) reconnaissent à la cocaïne une action plus générale. Les injections sous-cutanées de chlorhydrate de cocaïne auraient parfois amené la cessation de la crise.

Beckart et Klebs disent avoir retiré de bons effets de l'usage des injections sous-cutanées de pilocarpine. Cette substance, en produisant une forte hypersécrétion glandulaire, empêcherait la formation des bouchons muqueux et, par suite, l'obstruction des canalicules bronchiques.

Les injections d'antipyrine ont donné des résultats très variables. Fränkel (1) a signalé les bons effets du bromhydrate d'hyoscine, en injections sous-cutanées aux doses de 0 gr. 0005 jusqu'à 0 gr. 0,001, dans des accès d'asthme, rebelles jusqu'alors à tout médicament. Le bromhydrate d'hyoscine serait sans action sur le cœur.

De même, Sols recommande d'injecter une à trois seringues de Pravaz de la solution suivante, par 24 heures.

Bromhydrate d'hyoscine . . .	0 gr. 005
Sulfate de strychnine. . . .	0 gr. 01
Sulfate de morphine	0 gr. 073
Eau distillée.	10 gr.

Lazarus, par contre, dit avoir employé l'hyoscine et n'en avoir obtenu aucun effet particulier.

Vapeurs ammoniacales. — Ducros (de Sixt) a préconisé les badigeonnages du pharynx avec une

____
(1) Loc. cit.

solution ammoniacale forte. Ce procédé n'est pas sans présenter de très graves dangers, ainsi que le démontre une observation due à Trousseau. Il est certain qu'une excitation aussi brusque des filets nerveux sensitifs doit agir sur le bulbe par inhibition ; aussi, pourra-t-on l'essayer sous toutes réserves, en prenant auparavant la précaution de faire respirer au malade des vapeurs ammoniacales, de façon à se rendre compte de sa susceptibilité.

Trousseau recommandait de placer le malade dans une atmosphère de vapeurs ammoniacales : on disposait dans la chambre, près du lit du malade, des assiettes contenant de l'ammoniaque liquide ; d'autre part, le malade plaçait sa bouche à 50 centimètres d'un bol contenant également une cuillerée d'ammoniaque, dont il respirait les vapeurs pendant un quart d'heure.

Café ; caféine. — Laënnec considérait le café noir très fort comme un des meilleurs moyens pour combattre l'accès.

Si quelque danger était à redouter du côté du cœur, il est certain qu'on pourrait avoir utilement recours aux injections sous-cutanées de caféine.

Eau de laurier-cerise. — L'eau de laurier-cerise a été donnée également, soit en potion, soit sous forme de kirsch (Jaccoud).

Paraldéhyde. — W. Mackie a obtenu de bons

résultats de l'emploi de la paraldéhyde dans douze cas d'asthme spasmodique. P. Hearder, assistant du West Riding Asylum à Wakefield, a depuis employé ce médicament avec succès chez 30 malades atteints d'asthme d'origine diverse (spasmodique, cardiaque, rénal). Dans la plupart des cas, quarante-cinq à soixante gouttes de paraldéhyde ont suffi pour calmer les phénomènes d'oppression : parfois seulement, on a dû faire suivre cette première dose d'une nouvelle de trente à quarante-cinq gouttes. Les malades ont toujours bien supporté ce médicament. Le seul inconvénient est de donner pendant quelques heures, à l'haleine, une odeur désagréable.

Anémone ; anémonine. — L'Anémonine est le principe actif de plusieurs anémones : elle a été isolée de la sylvie ou anémone des bois, par M. Dupuy. On l'emploie à la dose de cinq à dix centigrammes au plus, en 24 heures, soit en pilules, soit mélangée à du sucre en poudre. Son usage doit être restreint, à cause des dangers qu'elle présente à doses élevées.

Chez l'enfant, on peut donner, par cuillerées à café :

2́ Alcoolature d'anémone pulsatile.   .   2 gr.
    Sirop de fleurs d'oranger.   .   .   .   20 gr.
    Eau distillée.   .   .   .   .   40 gr.

ou bien un à deux centigrammes d'anémonine mêlés à du sucre.

Oxycamphre. — L'oxycamphre est du camphre dans lequel un atome de H est remplacé par Ho.

Les expériences de Henitz ont démontré que l'oxycamphre abaisse l'excitabilité du centre respiratoire : son action antidyspnéique est comparable à celle de la morphine.

On le prescrit en cachets de cinquante centigrammes, dont on prend deux le matin et deux le soir : la dose peut s'élever, d'après Henitz, à deux et même trois grammes par jour.

Tribromure d'allyle. — Le tribromure d'allyle ou éther tribromhydrique de la glycérine (1) s'emploie contre l'asthme sous forme de capsules gélatineuses, contenant chacune vingt-cinq centigrammes de tribromure d'allyle, à la dose de deux à quatre capsules par jour. On peut également l'administrer en injections hypodermiques, à la dose de deux à quatre gouttes dissoutes dans un à deux centimètres cubes d'éther.

Siroline. — La siroline renferme les principes actifs du goudron de houille, et en particulier le gaïacol. On l'a employée contre l'asthme à la dose de une à trois cuillerées à café par jour dans de l'eau, du lait ou du vin.

(1) Il a été obtenu par Wurtz en faisant agir l'iodure d'allyle sur deux fois et demie son poids de brome.

Cochenille. — La cochenille aurait donné, d'après Nœgeli, des résultats très efficaces (1).

℞ Cochenille réduite en poudre très fine   0 gr .03 à 0 gr. 2
   Carbonate d'ammoniaque . . . . . . 1 à 2 gr.
   Sirop d'écorces d'oranges amères. .   20 gr.
   Eau distillée . . . .   100 gr.
                    M. Agiter avant de s'en servir.
A prendre par cuillerées à café chaque deux heures (2).

Lobelia inflata. — Moncorvo a préconisé l'emploi de la teinture de Lobelia inflata.

Chez l'adulte, on fait prendre, en deux ou trois fois, à une demi-heure d'intervalle, la potion suivante :

℞ Teinture de lobélie. . . .   1 gr. à 5 gr.
   Sirop de morphine. . . .   30 gr.
   Eau de laurier-cerise . . .   10 gr.
   Eau de laitue . . . . .   90 gr.

Chez l'enfant, on donnera, par cuillerées, en 24 heures :

℞ Teinture de lobélie. . . .   XX gouttes
   Sirop d'Althea. . . . .   20 gr.
   Eau de tilleul . . . . .   60 gr.
                    (COMBY).
On peut aller jusqu'à cent gouttes et au delà.

(1) La cochenille aurait donné également de bons résultats contre la coqueluche.
(2) Therapeutische Wochenschrift (1897, n° 10).

Lobéline. — L'alcaloïde lobéline est le seul principe actif des feuilles et des semences de la Lobelia inflata. Il tue les animaux à sang chaud en paralysant les organes de la respiration. « On doit donc le ranger parmi les poisons respiratoires » (Dreser).

D'après Silva Nunez, cet alcaloïde serait bien supérieur aux autres préparations galéniques provenant de la Lobelia : il n'aurait pas en particulier, les effets désagréables de ces dernières (diarrhée, envie de vomir, etc...).

On peut administrer le sulfate de lobéline par voie hypodermique, ou en pilules ou mêlé aux sucs de fruits.

Les doses varient entre cinq et quarante centigrammes par jour. On donne généralement le premier jour, cinq centigrammes et on augmente progressivement jusqu'à vingt et trente centigrammes par jour.

Chez les enfants, on obtient un soulagement remarquable de la dyspnée asthmatique, avec des doses de un à cinq centigrammes de lobéline (1).

(1) « Il est douteux, dit Barth, que Nunez ait eu à sa disposition un produit pur. Dreser a montré, par des expériences très consciencieuses, que la lobéline vraie, employée à pareilles doses, est toxique et douée d'une action vomitive très énergique. A petites doses, cet alcaloïde active la respiration et fait disparaître l'action du pneumogastrique sur la contractilité des muscles de Reissessen. Son emploi semble donc rationnel chez les asthmatiques. » (Thérapeut. des maladies des org. respiratoires.)

Senecio canicida. — La Senecio canicida ou Yerba de la Puebla, a été utilisée contre l'asthme, en cachets ou paquets de poudre, à la dose de deux à quatre grammes, sans dépasser toutefois huit grammes en 24 heures.

Sénega : ipéca. — Dans les cas où l'élément catarrhal se joint à l'élément spasmodique, quand on entend, par conséquent, à l'auscultation, de gros râles humides, M. Goluboff recommande de donner du sénega, ou mieux de l'ipéca à dose nauséeuse : si l'effet tarde à se produire, on donnera l'ipéca à dose vomitive. En même temps, on fera prendre une eau alcaline, soit pure, soit additionnée avec du lait.

Apomorphine. — L'apomorphine, bien que dérivée de la morphine, ne possède aucune propriété narcotique. C'est un émétique qui amène presque toujours une amélioration dans l'asthme bronchique, quand la crise est commencée.

Polygala de Virginie. — Trousseau recommandait la formule suivante (1) :

℔ Polygala de Virginie . .	5 gr.
Eau	100 gr.
Iodure de potassium . . .	10 gr.
Eau-de-vie vieille	50 gr.
Sirop diacode	30 gr.

(1) On se rappelle que le remède d'Aubrée renfermait également du polygala.

Faites infuser le polygala dans l'eau : filtrez et ajoutez les autres substances.

Prendre deux fois par jour, une heure avant les repas, une cuillerée à bouche étendue de trois à quatre cuillerées d'eau sucrée.

Tylophora asthmatica. — Cette plante, de la famille des Asclépiadées, croît dans l'Inde et à la Réunion.

Quinze à vingt centigrammes de feuilles pulvérisées et fumées en cigarettes, amèneraient un soulagement notable des accès asthmatiques.

Grindelia robusta. — On utilise cette plante soit sous forme de teinture à 1/5, à la dose de XXX à XL gouttes par jour, soit sous forme d'extrait fluide.

L'extrait fluide est donné à la dose de dix à vingt centigrammes, trois ou quatre fois par jour, dans de l'eau sucrée ou du lait, en remuant le breuvage, pour empêcher la résine d'adhérer au vase.

Chez les enfants, on fera prendre la potion suivante, par cuillerées dans les 24 heures :

⅔ Extrait fluide de Grindelia robusta	X gouttes
Sirop de Belladone	10 gr.
Sirop simple	10 gr.
Eau distillée	80 gr.

Ou encore la teinture, à la dose de XV à XX gouttes.

Ouabaïne. — L'ouabaïne est l'alcaloïde retiré des

racines de l'ouabaïo, plante de la famille du Carissa Schimperi.

Percy Wilde l'a employé le premier dans le traitement de l'asthme.

On peut l'administrer, soit en nature, soit dissoute dans l'eau, soit mélangée au bromure de potassium ou au chloral hydraté. Le mieux est, d'après Becquerel-Bocquillon, de dissoudre 0 gr. 06 d'ouabaïne dans de l'eau distillée, de façon à ce que chaque goutte de la solution contienne 0 gr. 00006 d'ouabaïne.

```
2e Solution d'ouabaïne   .   .   .   .   XLVIII gouttes
    Sirop d'écorces d'oranges amères.        15 gr.
    Eau distillée         Q. S. pour faire . 180 gr.
    M. S. A.
```

A prendre par cuillerées à café, toutes les trois heures.

Euphorbia pilulifera. — Plante provenant de l'Inde, des Antilles, de la Réunion.

D'après Tison, son action serait légèrement narcotique. C'est une substance très-énergique qui ne doit pas être employée en décoction trop concentrée, de peur d'accidents. On prend, trois fois par jour, soixante grammes d'une décoction de trente grammes d'Euphorbia pilulifera, dans deux litres d'eau, à réduire à un litre, ou bien, dix à trente gouttes d'extrait fluide.

Injections rectales d'acide carbonique pur (méthode de Bergeron modifiée). — Les injections rectales d'acide carbonique pur, en provoquant l'inhibition de la sensibilité laryngée, comme dans l'expérience classique de Brown-Séquard, amèneraient, d'après certains auteurs, la cessation du spasme réflexe.

Sérums. — Boucheron a fait remarquer (1) que l'hypothèse de l'asthme streptococcique expliquerait facilement les guérisons d'asthme par le sérum. Les deux observations rapportées par l'auteur représentent précisément les deux principales variétés.

1) Accès d'asthme sans dyspnée intercalaire ;
2) État dyspnéique habituel avec accès aigus.

Dans le premier cas, il s'agissait d'un rhumatisant de 43 ans, porteur d'une rhinite à streptocoques, chez lequel le sérum antistreptococcique fut employé contre de multiples et graves manifestations rhumatismales. Son asthme nocturne existait depuis cinq ans, et surtout depuis trois ans, presque chaque nuit, sans dyspnée intercalaire. L'asthme disparut après la troisième injection de sérum : il n'avait pas reparu, quatorze mois après, grâce à des injections supplémentaires faites de temps en temps.

Le second cas d'asthme avec rhinite à streptocoques a été observé chez un médecin, âgé de 50 ans, qui se soumit à la sérothérapie et obtint rapidement, après quatre injections de sérum de 1/2 et de 1 centimètre cube, la disparition de ses accès d'asthme nocturne et aussi de sa dyspnée habituelle, ainsi que

(1) Société de biologie (30 avril 1898).

des troubles cardiaques, palpitations, difficultés de monter, presque de marcher : quelques injections complémentaires furent ajoutées.

L. Revilliod, de Genève, a recommandé l'emploi du sérum antidiphtérique. Nous n'insisterons pas sur ce mode de traitement, qui ne paraît pas être toujours exempt de dangers, ainsi qu'en témoigne l'observation suivante due au docteur Lacombe, de Lauzanne (1) :

« Il s'agit d'une fillette de 12 ans, qui, depuis longtemps, était atteinte d'asthme bronchique très grave, et dont le *cœur accusait un peu d'arythmie*. Cinq minutes après une injection de dix centimètres cubes de sérum de Roux, la malade mourut subitement. A l'autopsie, on trouva un thymus très gros comprimant la trachée, une synéchie des deux poumons et une congestion intense des bronches.

Bien qu'il soit difficile de se prononcer sur la cause de la mort dans ce cas, l'observation démontre qu'il ne faut user qu'avec la plus grande prudence du sérum antidiphtérique, dans les cas d'asthme bronchique, surtout lorsque le malade présente des troubles cardiaques. »

(1) In *Semaine médicale*.

TRAITEMENT ENTRE LES ACCÈS

Atropine. — Pour empêcher la reproduction des accès, l'atropine serait, au dire de M. Goluboff (1), le médicament de choix.

On donne au malade, le soir, avant de se coucher, une ou deux pilules, selon le cas, de sulfate d'atropine, de un milligramme chacune. Un homme vigoureux peut en prendre deux ; une femme ou un sujet délicat, une seule. Dans certains cas, on peut aller jusqu'à trois pilules.

La durée du traitement doit être subordonnée à l'apparition des premiers symptômes d'intoxication (sécheresse de la gorge, dilatation de la pupille, etc.). Elle est d'habitude de cinq à sept jours, jamais plus de dix jours.

Von Noorden (2) estime également qu'on a eu tort de laisser tomber le traitement de l'asthme bronchique par l'atropine. Pour obtenir de ce traitement tout ce qu'il peut donner, on doit le continuer pendant quatre à six semaines.

On commence par faire prendre chaque jour 1/2 milligramme d'atropine : puis, tous les deux ou trois jours, on augmente la dose d'un nouveau demi-

(1) Loc. cit.
(2) Congrès Dusseldorf (19-24 sept. 1898).

milligramme, jusqu'à ce que l'on ait atteint la dose
de quatre milligrammes : après cela, le médicament
est prescrit à doses lentement décroissante.

Il se fait ainsi une accoutumance progressive au
médicament qui met à l'abri d'accidents : néanmoins
une surveillance continuelle de la part du médecin
est nécessaire.

L'atropine ainsi administrée n'influence pas, pour
l'auteur, l'accès d'asthme isolé, mais elle met à l'abri
d'accès nouveaux pour un temps assez prolongé.
S'il n'y a pas guérison, il y a, du moins, amélioration durable, s'il n'existe pas, en même temps, de
l'emphysème pulmonaire ou du catarrhe chronique
des bronches.

Iodure de potassium. — L'iodure de potassium est
le vrai médicament dont l'emploi rationnel s'adresse
directement à la diathèse arthritique : mais pour
obtenir un résultat satisfaisant, il est indispensable
que la médication iodurée soit continuée assez
longtemps (1).

G. Sée donnait l'iodure à la dose quotidienne de
deux à quatre grammes, pendant des mois, et jusqu'à
1 et 2 ans. Dieulafoy prescrit une dose journalière

---

(1) L'usage prolongé de l'iodure de potassium doit être interdit dans la tuberculose, car il peut donner naissance à des
hémoptysies.

Chez un malade atteint d'affection cardiaque, on remplacera
avantageusement l'iodure de potassium par l'iodure de sodium.

de un à deux grammes d'iodure pendant la première quinzaine de chaque mois.

Lemoine fait prendre, vingt jours par mois, un gramme à un gramme et demi d'iodure, chaque matin, dans un peu de lait.

Pour Leyden, on peut donner jusqu'à six grammes par jour.

Goluboff débute par trente centigrammes par jour, pour arriver à peu près à deux grammes. On doit continuer ce traitement pendant des mois, quitte à l'interrompre pour reprendre le traitement des accès d'asthme, lorsque ceux-ci réapparaissent.

Huchard recommande d'associer à l'iodure une certaine quantité de lobélie et de l'opium. Il donne, par exemple, matin et soir, une cuillerée à café de la solution suivante, dans une infusion béchique sucrée :

2⁴ Extrait thébaïque . .	10 centigr.
Teinture de lobélie . .	
Teinture de polygala . .	āā 10 gr.
Iodure de potassium . .	
Eau distillée	90 gr.

Les individus chez lesquels la névropathie va de pair avec l'arthritisme, se trouveront bien, d'après Lemoine, de prendre un peu de bromure en même temps que de l'iodure, et cela, d'une façon continue :

L' Iodure de potassium (1) .   .   .   15 gr.
Bromure de potassium   .   .   .   10 gr.
Eau distillée   .   .   .   .   .   . 250 gr.

Arsenic. — L'arsenic est considéré, par certains auteurs, comme un spécifique de l'asthme, au même titre que l'iodure de potassium. Ses indications sont au nombre de trois (2) :

1) Asthmatiques chez lesquels l'iodure de potassium n'est pas toléré ;

2) Asthmatiques amaigris, affaiblis, et dont la santé est chancelante : avant de commencer le traitement ioduré, il importe de relever l'état général par une hygiène bien comprise, une alimentation appropriée et par l'arsenic ;

3) Asthmatiques ayant des dermatoses. L'arsenic agirait, dans ce cas, plus favorablement que l'iodure. La liqueur de Fowler ou solution d'arsénite de potasse est assez irritante pour les voies digestives. Mieux vaut employer les granules de Dioscoride (3), à la dose de un ou deux granules par jour, au

(1) Les enfants les plus jeunes (six mois) peuvent prendre l'iodure de potassium.
(2) Goluboff. Loc. cit.
(3) Granules de Dioscoride :

Acide arsénieux.   .   .   .   .   .   .   0 gr. 10
Sucre de lait pur   .   .   .   .   .   .   4 gr.
Gomme arabique   .   .   .   .   .   .   0 gr. 90
Sirop de miel   .   .   .   .   .   .   Q. S.
Pour 100 granules.

moment des repas. La solubilité très faible de ces granules ne les rend absorbables que très lentement et l'action est insensible.

Pour éviter cette action nocive de l'arsenic sur l'estomac, Goluboff préfère l'administrer par voie sous-cutanée. Dans ces injections, il emploie, avec succès, la solution suivante :

2' Arséniate de soude . . . . 10 centigr.
Solution d'acide phénique cristallisé à 1 pour 200 . . . 10 gr.

Il injecte d'abord un quart de seringue, puis il augmente la dose pour arriver à une demi-seringue et enfin à une seringue entière de Pravaz. On continue ces injections pendant 20 à 30 jours, en surveillant le malade.

Belladone. — On a déjà vu que l'atropine prise de suite après les crises aurait l'avantage, d'après certains auteurs, d'empêcher la réapparition des accès.

Dieulafoy donne, pendant la seconde quinzaine de chaque mois, la belladone, sous la forme suivante :

2' Poudre de feuilles de Belladone . }
Extrait de Belladone . . . . } āā 20 centigr.
pour 20 pilules.

Prendre d'abord une demi-pilule, puis une pilule.

Chez l'enfant on peut la donner en sirop (10 à 20 grammes par jour suivant l'âge), ou en pilules :

```
℞  Extrait de Belladone  .      .   .    0 gr. 01
    Poudre de Belladone   .   .   .    0 gr. 01
    Excipient et glycérine.   .   .   .    Q. S.
```

pour une pilule à prendre chaque jour (Comby).

Pyridine. — D'après G. Sée, ce médicament doit être employé méthodiquement, même dans l'intervalle des crises.

On fera, trois fois par jour, des inhalations de pyridine, d'une durée de vingt à trente minutes chaque.

Nitrate d'argent. — Chez certains asthmatiques, il existe une dyspepsie nerveuse et une faiblesse généralisée, malgré la conservation de l'appétit et un état général satisfaisant.

M. Goluboff a, dans ces cas, employé le nitrate d'argent avec succès :

```
℞ Nitrate d'argent   .   .   .    0 gr. 02
   Extrait de belladone   .   .    0 gr. 02 à 0 gr. 03
   Gomme arabique pulvérisée    Q. S.
              pour une pilule.
```

à prendre une, puis deux pilules après chaque repas.

D'ailleurs, il faut remarquer qu'étant donné une maladie aussi chronique que l'asthme, tout asthmatique peut prendre ces pilules, car le nitrate d'argent exerce une heureuse influence sur l'excitabilité du système nerveux.

Soufre. — Duclos, de Tours, recommandait l'emploi des préparations sulfureuses, et en particulier, la fleur de soufre.

« De tous les sulfureux, dit-il, le premier qui se présenta à mon esprit fut l'eau minérale sulfureuse, et, par excellence, celle de Barèges, de Bonnes et de Cauterets. Ma surprise fut grande de voir leur absolue inefficacité. J'en étais là lorsque, il y a bien des années, un malade vint me demander de soumettre son frère, atteint d'asthme, à une médication qui l'avait lui-même débarrassé de cette cruelle maladie. Il me raconta que, pendant plusieurs années, il avait pris de 50 centigrammes à 1 gramme de fleur de soufre (soufre sublimé de Cavé) chaque matin pendant vingt jours d'abord chaque mois, puis après un certain temps, pendant une dizaine de jours par mois, et qu'il était aujourd'hui radicalement guéri au point d'avoir pu s'enrhumer plusieurs fois sans que l'asthme reparût.

Or, de toutes les expériences que j'ai tentées, des faits que j'ai observés, il est résulté pour moi cette conclusion, que la fleur de soufre est un moyen d'une prodigieuse puissance dans la médication préventive de l'asthme. Tous les cas contre lesquels j'ai administré le soufre ont été modifiés, un certain nombre entièrement guéris. »

Comby conseille également le soufre chez les enfants : il donne, matin et soir, une cuillerée à café de l'électuaire suivant :

℞ Fleur de soufre . . . . 5 gr.
Miel blanc . . . . 80 gr.

Eaux minérales. — Une saison au Mont-Dore tous les ans donne généralement à l'asthmatique une longue période d'amélioration. Quel que soit le point de départ du réflexe, les eaux, en tonifiant et calmant le système respiratoire, en modifiant l'état constitutionnel, apporteront un soulagement assez rapide, et, dans certains cas, la guérison. On a vu des dilatations secondaires du cœur droit s'améliorer consécutivement. Les eaux de Royat, en s'adressant à l'arthritisme, cause première de l'asthme, seront également très efficaces. Certains asthmatiques se trouveront bien d'une saison à Plombières, Cauterets, St-Sauveur, Eaux-Bonnes, Argelès-Cazost, etc...; lorsqu'à la phase spasmodique de l'asthme, s'ajoutera la phase catarrhale avec expectoration abondante on recommandera les eaux sulfureuses, avec précaution cependant.

Pulvérisations. — Dans le but de dissoudre les cristaux octaédriques qu'on rencontre dans les expectorations des asthmatiques, Leyden a préconisé les pulvérisations avec la solution suivante :

2° Chlorure de sodium .   .
    Bicarbonate de soude . . .   } aā 10 gr.
    Eau   . . . .   1 litre.

L'auteur dit avoir obtenu ainsi quelques succès.

Hydrothérapie. — L'hydrothérapie a ses détracteurs et ses partisans.

Les douches tièdes ou les bains tièdes dans une chambre bien chauffée et sur un parquet qui n'est pas froid, seront toujours bien supportés. Il faut être excessivement prudent si l'on veut recourir à l'hydrothérapie froide, car le moindre refroidissement a pour résultat, chez l'asthmatique, de provoquer toute une série d'accès. Germain Sée, par exemple, était un adversaire résolu de l'hydrothérapie dans le traitement de l'asthme : elle est, par contre, préconisée par Brissaud, et l'opinion de Brissaud est partagée par M. Goluboff.

« Si donc on se décide à avoir recours à l'hydrothérapie froide chez un asthmatique qui n'a pas de bronchite, on commencera par des douches à température moyenne qu'on abaissera progressivement. Le mieux encore, c'est d'envoyer le malade dans un établissement spécial d'hydrothérapie, dirigé par un médecin spécialiste. » (1)

Le traitement de l'asthme par l'hydrothérapie

(1) Romme, in Gaz. hebd. de Méd. et de Chir.

est donc extrêmement délicat et doit être surveillé de très près.

De Puisaye (1) a signalé l'action manifeste qu'exercent les douches dans l'asthme essentiel, en agissant comme révulsif sur la peau et en produisant sur l'élément nerveux une modification perturbatrice. « Si la douche, dit-il, est donnée dans l'intervalle des accès, elle peut en provoquer le retour immédiat, et si, au contraire, elle est donnée pendant l'accès même, elle peut le faire diminuer et même disparaître complètement. »

On conçoit, par conséquent, que, d'une part, il est impossible, dans la majorité des cas, à un malade de venir prendre une douche, pendant qu'il est en pleine crise ; et que, d'autre part, la crainte de voir se réveiller, sous l'influence du traitement, des accès de suffocation des plus pénibles, puisse empêcher un asthmatique de venir, de propos délibéré, se soumettre à une médication aussi violente.

Aérothérapie. — Les bains d'air comprimé arrivent, chez certains asthmatiques, à diminuer l'intensité des accès et même parfois à les faire complètement disparaître : chez certains autres, ils améliorent état général, en augmentant simplement la quan-

---

(1) De Puisaye et Leconte. — Des eaux d'Enghien au point de vue chimique et médical (Paris, 1853).

lité d'oxygène inspiré (1). Dans tous les cas, ils seront toujours interdits à toutes les personnes dont le système cardio-vasculaire présenterait quelques lésions.

Chez les asthmatiques, la ventilation pulmonaire est diminuée : donc, l'hématose l'est aussi. Le thorax étant dilaté et le poumon ayant perdu une notable partie de son élasticité, le premier but que l'on se propose, est de détruire l'égalité des pressions s'exerçant, d'une part à la surface du thorax, d'autre part, au niveau des alvéoles pulmonaires, il faut inégaliser ces pressions, c'est-à-dire ou bien augmenter la première, ce que l'on obtiendra en plaçant le malade dans un air comprimé et en le faisant respirer à l'air libre, ou bien diminuer la seconde, et, pour cela, on placera le malade à l'air libre et on le fera respirer dans l'air raréfié.

Le second but est de chasser, au moyen de l'inspiration, les bouchons muqueux qui, chez l'asthmatique, obstruent la lumière des bronchioles et empêchent ainsi les fonctions normales des alvéoles situées en amont. Il faudra donc, le malade étant placé à l'air libre, le faire respirer dans l'air comprimé.

En résumé, l'indication est double. L'asthmati-

---

(1) Paul Bert a démontré que l'oxygène à une pression plus considérable était absorbé en proportions plus élevées, et que, par suite, l'hématose était augmentée.

que doit inspirer dans l'air comprimé et expirer dans l'air raréfié.

Il existe de nombreux appareils répondant à ce but (appareils de Waldenbourg, de Dupont..., etc.) Celui de Biedert est certainement un des plus commodes et à la portée de tous les praticiens.

Hygiène. — Un grand nombre d'asthmatiques éprouvent une amélioration marquée, en changeant de résidence. La plus grande variété existe à cet égard : chaque malade connaît très bien lui-même les endroits où il se trouve le mieux. Tel n'a pas d'accès d'asthme dans une localité qui en a dans telle autre, sans qu'on puisse d'ailleurs en donner une explication.

Les hautes altitudes ne sont pas en général favorables ; il en est de même du séjour au bord de la mer, ou à proximité des cours d'eau. Cependant Kruse (1) recommande le séjour au bord de la mer. Certains asthmatiques ont des accès moins fréquents, dans les villes brumeuses et même dans les quartiers les moins sains de la ville. L'air pur et une température égale sont d'habitude favorables (Méditerranée, Algérie). En tout cas, l'asthmatique devra éviter tout changement brusque de température, l'humidité, le brouillard, les poussières, les fumées irritantes, causes habituelles de l'apparition des accès.

(1) Kruse (Wiener med. Wochenschr., 1893.)

Examen des fosses nasales. — On doit systémati-
quement examiner les fosses nasales de tous les
asthmatiques, surtout si l'individu est jeune.

Toutes les lésions nasales peuvent donner lieu,
en effet, à des réflexes (1), (polypes muqueux, ulcé-
rations de la cloison, rhinite atrophique).

Le diagnostic de l'asthme d'origine nasale a une
très grande importance, au point de vue de la con-
duite à tenir. Nous en dirons donc quelques mots.
Il existe certains signes qui doivent y faire penser,
tels que : l'écoulement abondant séreux du nez, les
éternuements, le larmoiement, l'obstruction passa-
gère du nez, la coloration foncée de la muqueuse
nasale, l'irritabilité trop grande, le gonflement des
cornets au contact du stylet explorateur (Hack).
L'emploi du chlorhydrate de cocaïne, comme moyen
anesthésique, peut donner de précieux renseigne-
ments. Si l'asthme est réellement d'origine nasale,
les accès que l'on peut produire en irritant la muqueuse au moyen d'un stylet, par exemple, doivent
disparaître ou du moins diminuer à la suite de
badigeonnages à la cocaïne.

Si l'asthme est bien d'origine nasale, on cautérisera
la muqueuse hypertrophiée avec des pointes ou avec
des raies de feu. On aura, au préalable, insensibilisé
la muqueuse à l'aide de tampons imbibés d'une solution de cocaïne à 1/10, qu'on laissera en place de 12
à 14 minutes.

(1) Cartaz, France médicale, 1885.

La cautérisation de la muqueuse, de la cloison et de la partie antérieure des cornets est en général facile : on peut se servir soit d'un cautère latéral, soit d'un cautère plat et étroit. Quand c'est l'extrémité postérieure des cornets qui est hypertrophiée, l'opération devient plus délicate. On peut alors en faire l'amputation au moyen de l'anse froide ou de l'anse chaude. Dans le premier cas, on suit la voie bucco-pharyngienne, en utilisant la rhinoscopie postérieure.

Les jours suivants, on fera des irrigations avec un liquide antiseptique pour déterger les fosses nasales.

Certains auteurs (Hering, Schwanebach, Schiffers...) préfèrent, au galvano-cautère, l'emploi de l'acide chromique fondu et fixé sur des baguettes en argent. D'autres auteurs ont utilisé l'acide azotique ou le chlorure de zinc.

Si l'asthme est dû à la présence de polypes, il faudra, si on ne les a pas enlevés, avec le galvano-cautère, cautériser la surface d'implantation. Si l'asthme persiste, Meyerson conseille de cautériser alors la muqueuse à l'aide du galvano-cautère.

Les excroissances osseuses de la cloison ou ses déviations seront attaquées avec avantage par un instrument tranchant, comme un fort bistouri ou, mieux encore, un ciseau.

Psychothérapie. — Enfin, il est un mode de traitement très rationnel de l'asthme bronchique : c'est la psychothérapie. On se rappelle l'influence considérable qu'avait sur la réapparition des accès d'asthme, l'impressionnabilité nerveuse.

On devra donc, autant que possible, persuader au malade que son affection guérira et qu'il ne doit pas y penser. Dans certains cas particulièrement rebelles, on pourra même avoir recours à la suggestion hypnotique. M. Sihle (1) a employé ce traitement dans des cas très graves, remontant à plusieurs années, et a obtenu une guérison complète, après deux ou trois mois. Il s'est produit parfois des rechutes, mais elles ont disparu après quelques séances d'hypnotisation.

Sur 22 cas, M. Sihle a eu 16 guérisons : les six autres, dont l'état de santé n'a pas été amélioré par la psychothérapie, présentaient une faiblesse cardiaque avec des œdèmes : trois d'entre eux avaient de l'emphysème et l'un d'eux, de l'angine de poitrine.

(1) In Saint-Pétersb. med. Wochenschr. nov. 1897, p. 413 et 428.)

BIBLIOGRAPHIE

AUDEBERT. — Communication au XIIIᵉ Congrès international de Médecine et de Chirurgie (Paris, 2-9 août 1900).

AUFRECHT. — (Deutsches archiv für Klinische Medicin., Bd. 67).

BARTH. — Thérapeutique des maladies des organes respiratoires (Paris, 1897).

BAZIN. — Leçons thérapeutiques et cliniques sur les affections cutanées.

BEAU. — Traité clinique d'auscultation (Paris, 1856).

BECKART. — De l'asthme, sa pathologie, son traitement. (Londres, 1878).

BIERMER. — Rapports de l'asthme et de l'emphysème. (Berlin. Klin. Woch., 1886).

BLACHEZ. — Eczéma généralisé. Accès de dyspnée (Gaz. hebd. 1880).

ACKLEY. — Traitement de l'asthme des foins (Lancet, 27 août 1881).

BOCQUILLON-LIMOUSIN. — Formulaire des médicaments nouveaux.

BOECKER. — Trait. de l'asthme bronchique par la cautérisation de la muqueuse nasale (Soc. de méd. int. Berlin, 1886).

BOUCHERON. — (Société de Biologie, 30 avril 1898).

BRIGAULT. — Considérations sur l'asthme. Paris, 1876.

BRISSAUD. — Asthme essentiel chez les névropathes (Rev. de Méd., 1890).

BRISSAUD. — Article « Asthme » in traité de Médecine, 1893.

CARTAZ. — (France Médicale, 1885).

COMBY. — Thérapeutique et prophylaxie des maladies des enfants.

DIEULAFOY. — Manuel de pathologie interne.

DUSSEAUD. — De l'asthme d'origine nasale (Paris, 1887).

FRENKEL. — (Société de Médecine interne de Berlin, 16 mai 1898).

FRENKEL. — (Société de Médecine interne de Berlin, 19 mars 1900).

GOLUBOFF. — De l'asthme bronchique. Son traitement. Moscou.

GUÉNEAU DE MUSSY. — Influence réciproque de l'asthme et de la tuberculisation pulmonaire (Gaz. des Hôpitaux, 1861).

HACK MAGS. — Traitement de l'asthme par les injections sous-cutanées de strychnine et d'atropine (Phil. Rep., 1890).

HUCHARD. — Action eupnéique de la morphine (Union Médicale, 1878).

INGALS. — Asthme des foins : étiologie, traitement par la cocaïne (Med. News, 1886).

KATZ — (Société de médecine interne de Berlin, octobre 1896).

Kruse. — Wiener Med. Wochenschr. (n°ˢ 22 et 23, 1893).

Lambotte. — Société médico-chirurgicale du Brabant. (29 mai 1900).

Laveran et Teissier. — Traité de pathologie interne.

Lazarus. — (Société de Médecine interne de Berlin, 1891).

Lefèvre. — Recherches médicales sur l'asthme. Paris, 1847.

Leflaive. — Article « Asthme » in Manuel de Médecine Debove-Achard.

Lemoine. — Manuel de Thérapeutique Clinique.

Leyden. — De l'asthme bronchique (Berlin, 1887).

Louis. — Mémoires de la Société méd. d'Obstétr., 1837.

Lublinski. — Traitement de l'asthme bronchique par la cautérisation de la muqueuse nasale (Soc. de Méd. int. Berlin, 1886).

Maurice Raynaud. — Progrès Médical, 1873.

Nægeli. — (Therapeutische Wochenschrift, 1897, n° 10).

Von Noorden. — Asthme bronchique (Centr. Bl. f. Kl. Medicin, 1891).

Parrot. — Asthme. In Dictionnaire encyclopédique.

Peter. — Cours inédit de la Faculté de Médecine. (Paris, 1877).

Potain. — Cliniques de la Charité.

De Puisaye. — Des eaux d'Enghien au point de vue chimique et médical (Paris, 1853).

Romme. — Traitement de l'asthme bronchique (Gaz. hebd. de Méd. et Chirurg.).

Salter. — On asthma (London, 1860).

Schmidt. — Asthme bronchique (Centr. Bl. f. Kl. Méd., 1891).

Schmiegelow. — Asthma considered specially in relation to nasal disease (London, 1890).

G. SÉE. — Article « Asthme, » in Nouv. Dict. de Méd. et Chir. (Paris, 1868).

G. SÉE. — Du diagnostic et du traitement des formes anormales des maladies du cœur (Paris, 1879).

G. SÉE. — Traitement de l'asthme névro-pulm. et de l'asthme cardiaque par la pyridine (Ac. des Sciences, 1885).

G. SÉE. — Maladies simples du poumon, 1886.

SMILE. — In Saint-Pétersb. Med. Woch. (nov. 1897).

TISSIER. — De l'asthme des foins (Ann. de méd. Scient. et pratique, 1892).

TROUSSEAU. — Cliniques médicales.

WYNS. — Traitement de l'asthme par la pyridine (Berl. Woch., 1887, n° 1).

LILLE — LE BIGOT FRÈRES, IMPRIMEURS-ÉDITEURS

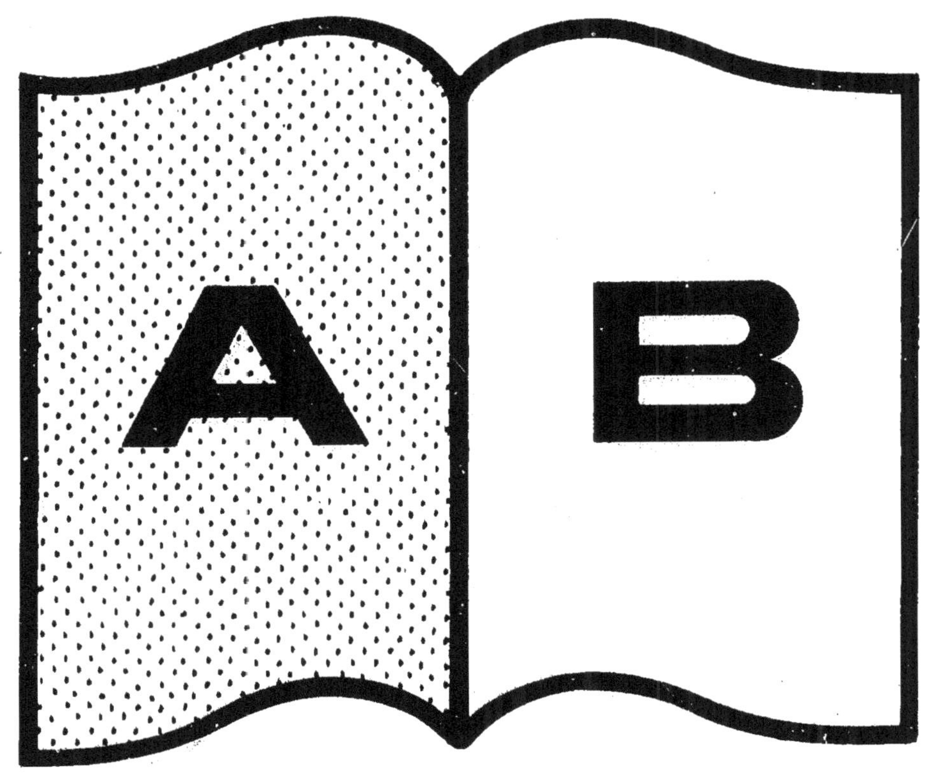

Contraste insuffisant

NF Z 43-120-14